Luchar la gripe y la recesión al mismo tiempo
Segunda Edición
2008/2009
Por John M. y Consuelo M. Wansor
Registre en el registro de la propiedad literaria 2008

I0455539

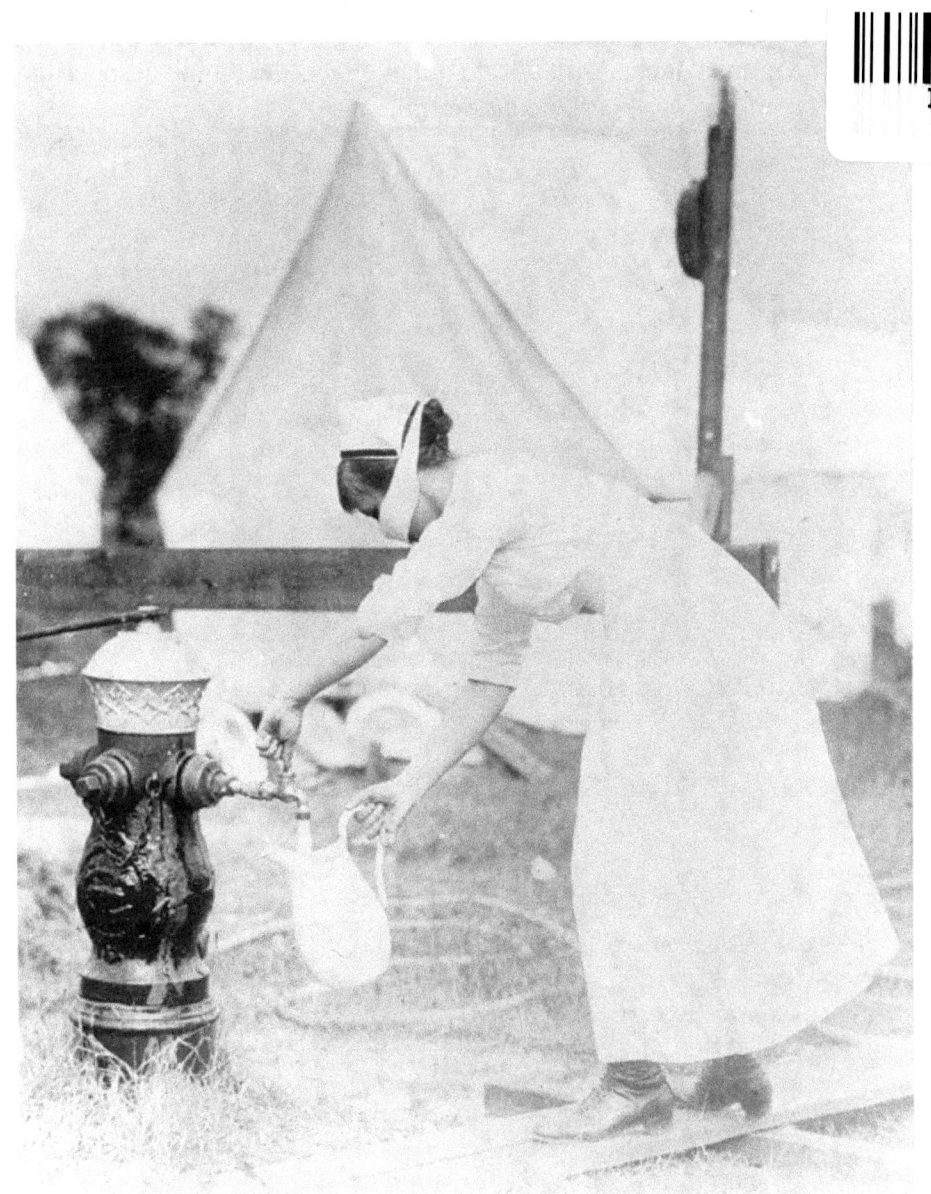

El RECONOCIMIENTO.

Yo' dedico esto reserva poco a mi madre Catherine Joan Wansor de Sutton, Alaska para salvar esta receta para sobre 50 años. Pienso que su generación recuerda todavía la Depresión Magnífica. La mamá nacía en 1918 el año de la epidemia de gripe que mató 50 millones de gente mundo ancho. Su tía Kate quien ella se denomina después que era uno de las víctimas.

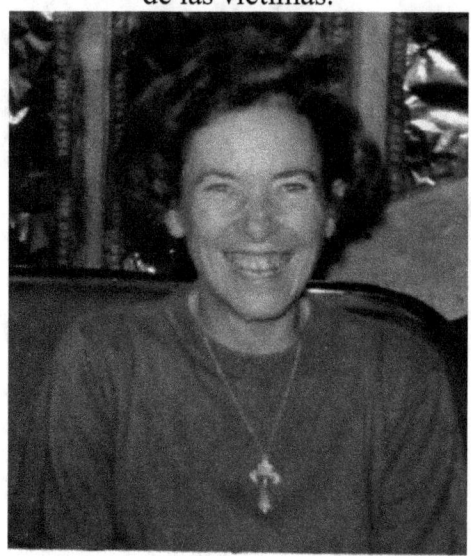

Esto es un retrato de mamá en 1961 y la mitad de la receta salvada

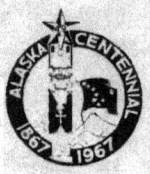

NORTH TO THE FUTURE!

```
8 boxes Vicks cough drops - green/menthol
16 oz. jar honey
6 tbsps. lemon jiuce
1 tsp. cayenne pepper
16 oz. water
```

DELANTERO

Esto reserva poco ha llegado a ser uno de mis tentativas favoritas. Dirige varios problemas pueden de nosotros encara hoy. Para ésos de nosotros luchar por aguantar y los fines de la marca reúnen durante la recesión, presentan una línea pequeña del lado/hogar el negocio basado para ganar más dinero. Para ésos de nosotros que estamos frente a la temporada del resfriado y la gripe sin el seguro médico, proporcionamos una receta que ayudará previene resfriar o influenza, y o la ayuda con gargantas y toses adoloridas si nosotros nos enfermamos. Para madres; las noticias que sobre las medicinas contrarias de tos para niños es padres perjudiciales de hojas fuera en el resfriado sin una alternativa. Muchos de los remedios buscadores viejos tienen a semejanza de ingredientes; corteza de raíz de Malvavisco, Betony, corteza Resbaladiza de olmo, las hojas de fenegreco. Yo me siento que miro el Hostiga película de Alfarero con la clase en pociones. Todavía en el caso que usted está en pociones y tal yo incluí algunos en este libro.

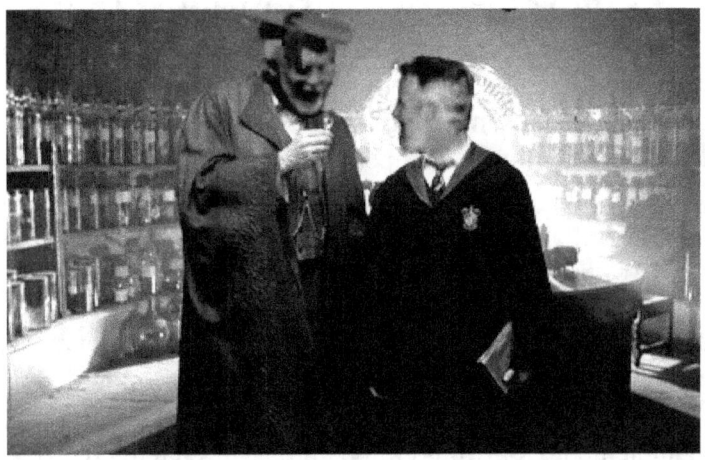

La receta en este libro tiene ingredientes que usted puede pero en cualquier abarrotería para acerca de $5.00.

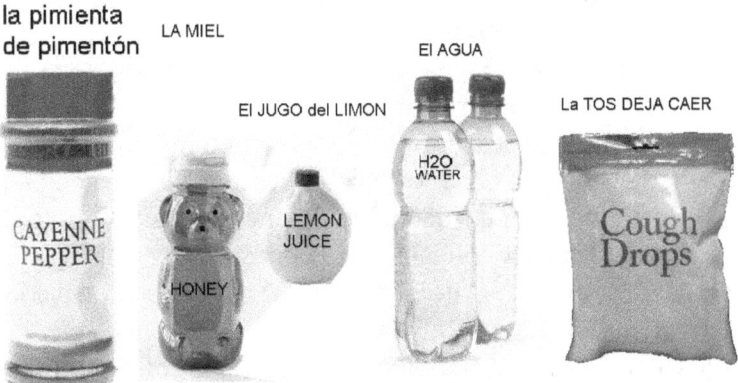

   Segundamente no hay las drogas de efectos de lado porque ellos son ingredientes naturales. El tercero y quizás la cosa más importante es que el Jugo de KickaBoo trabaja en cuanto usted lo tome. Tiene también los efectos a largo plazo que mejorarán su salud general. Usted no necesita una estufa ni la cocina que significa que usted lo puede mezclar casi igual dondequiera. Se puede vender sin preocupar por la administración de Alimento y Dróga o aplicación de droga que cierran usted arriba.

Luche la Gripe

Y
La recesión al mismo tiempo

El Jugo de KickaBoo

Los INGRESOS ADICIONALES: Haga su propio jarabe de tos en casa y si usted quiere les los vende a amigos y enemigos semejantes. No hay las Drogas no alcohol y todos los ingredientes se pueden comprar en una abarrotería.

El CAPITULO 1: LA HISTORIA CONOCIDA DE la RECETA.

Ante todo yo he buscado el internet y no se ha encontrado con la receta que es aún cerca de esto uno. He incluido algunos otros curaciones buscadores que incluye uno u otro ingrediente. Esto me da un sentimiento que cada uno de ellos han sido usados para remedios buscadores durante mucho tiempo y tienen probado su valor con el tiempo.

Yo no sé exactamente que propuso primero esta mezcla de ingredientes que hacen el jarabe de tos. Todo puedo pasar en es cómo nuestra familia se topó con lo. Movimos de la Nueva York Larga de la Isla en 1961. Antes de salir Nueva York que mis padres visitaron a todos sus amigos. Muchos de los amigos les dieron cosas que ellos sentían nos ayudarían en Alaska. Una dama que vive en Brooklyn le dio a mamá esta receta buscadora para el jarabe de tos. Creo que la mujer había emigrado de Suecia y que ella lo había usado como un niño. De ese tiempo en la mamá ha tenido algún disponible para nosotros como un suplemento diario. Es imposible decir cuántos resfriados y gargantas adoloridas nosotros no atravesamos los años con. La espalda en el 60's es nosotros no tuvimos el espacio moderno acomoda esa gente tiene hoy como ellos nievan máquina y esquí, nosotros tuvimos algodón y lana. Nuestros días no se sentaban alrededor del fuego asomándose por en el 40 debajo de 0 nieve y el hielo; era una constante en y fuera de una casa calentada que realmente nunca sentía entibiar y cómodo. Esto puede ser una razón que yo ahora vivo yo Arizona sureño.

La mamá en de 90 años de edad todavía lo hace y tomar un vidrio del disparo repleto diario y por hora cuando ella obtiene abajo el tiempo. Ella mencionó que cuándo papá era un vive él no lo tomaría sin un pedacito del licor en lo endulzar el sabor, así que para algún agregar una bebida alcohólica pequeña puede ser una opción personal.

Sé que durante la compra de Alaska mamá que occue cada cien años imprimió la receta y lo se sometió. Eso es la policía que encontré en mis archivos viejos. Hice el jarabe aquí con la idea de usarlo y de la ventalo localmente para dinero extra. Sugerí la tentativa del negocio a mis hermanos que viven todavía en Alaska.

Este artículo explica por qué vida de gente en áreas más frías sabe más acerca de resfriados y gripe que la vida de gente a entibiar los climas. Explica también por qué seca a semejanza de áreas el sur americano aumenta al oeste nuestro riesgo de agarrar la gripe. El 1 de enero de 2008 - la transmisión de investigar de Virólogos del virus de gripe encontró que es más probable de esparcir en temperaturas más frías. Las condiciones secas y frías estiran la humedad fuera de gotitas liberadas por toses y estornudos, que permite que el virus demore en el aire. Adicionalmente, el resfriado, aire bajo de humedad seca los pasajes nasales y la transmisión de virus de marcas más probables. Esto contradice el panorama tenido largo que las extensiones de gripe porque el sistema inmune son menos activos durante el invierno.

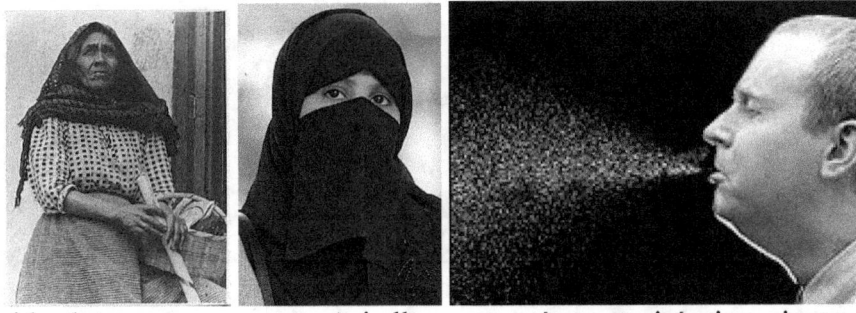

Otra idea buena que se usa en Asia lleva una máscara quirúrgica mientras en el público, en el particular cuando usted para la habitación de emergencia de hospital u oficina de doctor repletas de gente enferma. Pero como moda está primera en la mente de muchas personas, llevando una máscara en el público avergüenza. Si usted ha visto jamás la vida tradicional de gente en los climas septentrionales, un pedazo de la ropa siempre ha sido una bufanda que puede cubrir su a semejanza de boca una máscara. Las máscaras del esquí quizás obtengan usted dispara o detuvo si usted no esquía verdaderamente pero ellos lo pueden mantener de aspirar viruses. Tengo personalmente no problema llevando una máscara quirúrgica, bandana, ni la bufanda en el público. La gente no cubierta más larga las bocas cuando ellos tosen ni estornudan, ni lavan las manos. Es no maravilla que la gripe entra en la epidemia las proporciones cada año.

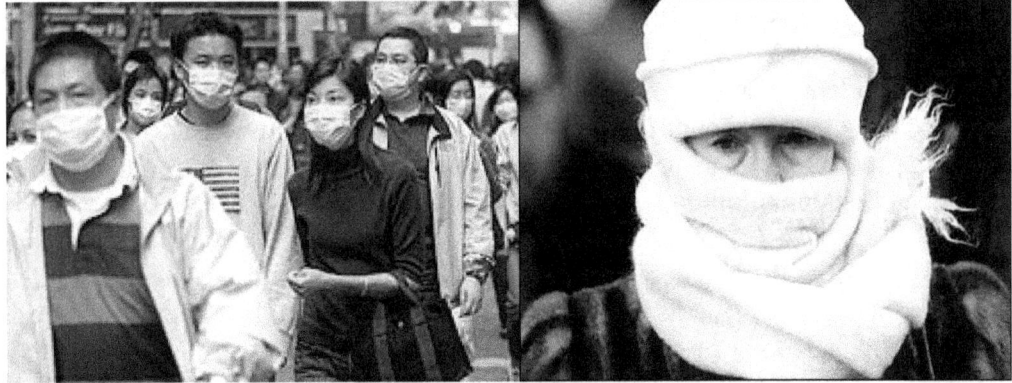

Así que esta receta viene del norte distante donde gente común de sentido ha estado luchando la gripe por siglos.

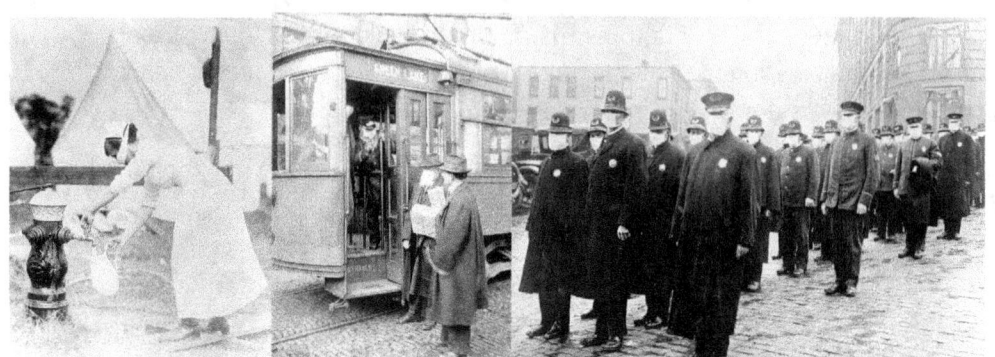

Pienso en el público de estados unidos educa los estudios sociales glorifican la guerra y a políticos que ellos alejan de mencionar la estupidez de los líderes de mundo. Principalmente lecciones omiten la historia porque la estupidez del sistema político son el hoy aún más grande que en la historia. Hoy gente es no permitió mantener aún sus niños fuera de escuela si ellos están enfermo, porque la escuela afloja dinero de impuesto.

La Primera Guerra Mundial reclamó que un estimó 16 millones viven. La epidemia de la influenza que barrió el mundo en 1918 mató un estimó 50 millones de gente. Un quinto de la población de mundo fue atacado por este virus mortal. Dentro de meses, había matado a más persona que cualquier otra enfermedad en registró la historia.

La peste surgió en dos fases. En el resorte tarde de 1918, la primera fase, conocido como el "la fiebre de tres días," apareció sin advertir. Pocas muertes se informaron. Las víctimas recuperaron después de unos pocos días. Cuándo la enfermedad surgida otra vez esa caída, era MUCHO MAS severo. Los científicos, los doctores, y los oficiales de la salud no podrían identificar esta enfermedad que golpeaba tan rápido y tan viciosamente, el tratamiento que elude y el control que desafía. Algunas víctimas murieron dentro de horas de sus primeros síntomas. Los otros sucumbieron después que unos pocos días; los pulmones llenaron con el líquido y ellos asfixiaron a la muerte.

La peste no discriminó. Estaba desenfrenado en áreas urbanas y rurales, de la costa densamente poblada del Este a las partes más remotas de Alaska. Los adultos jóvenes, generalmente no afectado por estos tipos de enfermedades contagiosas, estaban entre los grupos más duros del golpe junto con las personas mayores y niños jóvenes. La gripe afligió sobre 25 por ciento de la población de EE.UU. En un año, la expectación de la vida promedio en los estados unidos dejados caer por 12 años.

Es una rareza de la historia que la epidemia de influenza de 1918 ha sido dejado pasar en el enseñar de la historia americana. La documentación de la enfermedad es amplia, cuando mostrada en los registros escogidos de los asideros de los Archivo Nacionales archivo regionales. Exhibir estos documentos ayudan la epidemia toma su lugar con derecho como un desastre mayor en la historia de mundo.

Síntomas de la gripe (o influenza, en inglés), cómo protegerse y qué hacer si se enferma
Envíe esta página por correo electrónico

¿Resfriado o gripe?

Síntoma	Resfriado	Gripe
Fiebre	Es muy raro que haya fiebre.	Suele haber fiebre. El 80% de las personas con gripe tienen fiebre. Ésta es de 38°C o más y dura tres o cuatro días.
Dolores musculares	Puede causar ligeros dolores musculares.	Es habitual que haya dolores musculares intensos.
Tos	Es frecuente que haya tos áspera y productiva (con expectoración).	Suele haber tos no productiva, es decir, sin expectoración. El 80 % de las personas con gripe tienen tos seca.
Astenia (cansancio)	El cansancio es bastante leve.	El cansancio es entre moderado e intenso. Es normal que se sienta cansado al final de un día largo o cuando no haya dormido lo suficiente, pero un cansancio injustificado puede ser signo de gripe.
Síntomas repentinos	Los síntomas no aparecen de forma brusca, sino gradualmente a lo largo de unos días.	La gripe se instaura de forma abrupta, en 3 a 6 horas. La gripe ataca con gran virulencia y causa síntomas repentinos como fiebre alta y dolores musculares.
Estornudos	Son habituales.	No suelen ser frecuentes.
Escalofríos	No son frecuentes.	Son frecuentes. El 60% de las personas con gripe tienen escalofríos. Tiritar y tener escalofríos son reacciones normales a un ambiente frío, pero los escalofríos injustificados pueden ser también signo de gripe.
Congestión nasal	Es frecuente notar la nariz obstruida.	Las personas con gripe no suelen tener la nariz obstruida.

	La congestión nasal suele desaparecer espontáneamente en el plazo de una semana.	
Dolor de garganta	Es frecuente. A veces, el resfriado causa una inflamación de garganta que puede resultar dolorosa.	Las personas con gripe no suelen tener dolor de garganta.
Molestias en el pecho	Suelen ser leves o moderadas.	Con la gripe, a menudo las molestias en el pecho son intensas. Las molestias en el pecho son sensaciones dolorosas o anormales localizadas en la parte anterior del cuerpo, entre el cuello y la parte alta del abdomen.
Dolor de cabeza	Es muy poco frecuente en el resfriado.	Es muy frecuente; está presente en el 80 % de las personas con gripe

Opción	Ayuda a prevenir la gripe	Combate el virus de la gripe	Alivia los síntomas de la gripe
Vacuna antigripal	X		
Antivirales	X	X	X
Antibióticos			
Medicamentos de venta sin receta			X
Alternativas no médicas	X		

¿Qué causa los resfriados y la gripe?
Virus. Más de 100 virus diferentes pueden causar resfriados. No existen tantos virus que pueden causar la gripe. Es por esto que existe una vacuna para la gripe y no existe vacuna para los resfriados.

¿Qué puedo hacer para sentirme mejor?

No hay cura para un resfriado o para la gripe. Los antibióticos no sirven para tratar los virus. Todo lo que usted puede hacer para sentirse mejor es tratar los síntomas mientras el cuerpo lucha contra el virus; ver el cuadro de abajo.

¿Será un resfrío o serán alergias?

Tos	Con frecuencia	A veces
Malestar general, dolor	Leve	Nunca
Fatiga, debilidad	A veces	A veces
Rasquiña o picazón en los ojos	Rara vez o nunca	Con frecuencia
Estornudos	Con frecuencia	Con frecuencia
Dolor de garganta	Con frecuencia	A veces
Le moquea la nariz	Con frecuencia	Con frecuencia
Tiene la nariz tapada o congestionada	Con frecuencia	Con frecuencia
Fiebre	Rara vez	Nunca
Duración	Entre 3 y 14 días	Varias semanas (por ejemplo, 6 semanas cuando es época de polen de la hierba o la maleza)
Tratamiento	Medicinas con antihistamínicos Descongestionantes Medicinas anti-inflamatorias sin esteroides	Medicinas con antihistamínicos Esteroides nasales Descongestionantes
Prevención	Lávese las manos frecuentemente con agua y jabón. Evite el contacto cercano con alguien que esté resfriado	Evite las cosas que le causan alergias como el polen, el polvo casero, el moho, el pelo de mascotas, o las cucarachas
Complicaciones	Sinusitis (infección causada por la congestión nasal) Infección del oído medio Asma	Sinusitis (infección causadapor la congestión nasal) Asma

Cuando usted puede ver realmente no hay mucho en la línea de la medicina para resfriados, la gripe ni alergia de otra manera que costoso sobre el alivio contrario. El mismo puede ser alcanzado para mucho menos dinero haciendo y toma el Jugo de KickaBoo o uno del otro hogar las recetas hechas. Mientras las compañías de la droga recuerdan todos ver a un doctor, o ir a un dispensario, para alguna razón que ellos parecen pensar que acabamos de caminar en y el todo se termina. Si y eso es si usted puede ver que

un doctor acerca de la único medicina verdadera es un antiviral, que acortará el período de gripe.

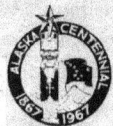

NORTH TO THE FUTURE!

```
8 boxes Vicks cough drops - green/menthol
16 oz. jar honey
6 tbsps. lemon jiuce
1 tsp. cayenne pepper
16 oz. water


Soak one teaspoon of cayenne pepper in eight-ounces of water
for one hour.
Strain through very fine strainer or cheese cloth into a
large container.

Soak same teaspoon of cayenne pepper in another eight-ounces
of water for one hour.
Again strain through into large container.

Add honey, lemon juice and Vicks cough drops. Mix thoroughly
Let stand at room temperature, stirring frequently, until the
cough drops are completely dissolved. Refrigerate..

Take one tablespoon hourly when coughing badly  --

Taken each day throughout the winter will keep lungs clear.
```

El JUGO CASERO de la MAMA KICKABOO
TOSA JARABE
  NINGUNAS DROGAS
    NINGUNAS ALCOHOL
8 ONZAS DE MIEL
6 CUCHARAS de la TABLA DE JUGO de LIMON
1 CUCHARADITA PIMIENTA de CAYENNE /La PIMIENTA de PIMENTON
16 ONZAS DE AGUA (EMBOTELLO
50 a 100 GOTAS GRANDES de la TOS del MENTOL O 8 CAJAS DE TOS PEQUEÑA de MENTOL
Empape una cucharadita de Pimienta de Pimentón en 8 onzas de agua por una hora.
Esfuerce por una tela muy fina del colador o el queso en un contenedor grande.
Empape misma cucharadita de pimienta de pimentón en otra 8 onzas de agua por una hora.
Otra vez esfuerzo por en el contenedor grande.
Agregue miel, jugo de limón y gota de tos de la elección. Mezcle completamente.
Permita el soporte en la temperatura de la habitación, conmovedor frecuentemente, hasta que las gotas de tos se disuelvan completamente.
Refrigere.
Tome un cucharón por hora cuándo toser mal
Llevó cada día a través del invierno mantendrá pulmones limpian.

Hay más atajos con mi versión moderna. Uso de cincuenta a cien gotas grandes de la tos. Yo los desenvuelvo y puse ellos apoyan en la bolsa. Entonces envuelva la bolsa con una toalla y martille las gotas de tos en un cristal o el polvo antes de agregarlos a la combinación. Uso también una batidora así como también una cuchara de madera para batir la combinación. Encuentro con 50 la pimienta es más fuerte y trabaja en la garganta mientras 75 trabajo de gotas primero limpiar el seno. Cuando ellos entran tres o más sabores que he hecho con todo tres, el Mentol/miel de limón/mentol y cereza. Pienso la a semejanza de niños la Cereza. En la bolsa no recomienda dar las gotas de tos a niños 3 ni menor. La botella de la miel dice para no dar miel a niños 1 año ni menor. Si usted usa gotas particulares de tos que el paquete tendrá información acerca de cualquier medicina que usted debe mencionar a cualquiera usted vende el jarabe a.

Nosotros que es mi esposa Consuelo y yo hemos encontrado ese trabajo de filtros de té de Melitta muy bien con filtrar el jugo de la pimienta de Pimentón. Hay 40 filtros a un paquete que hace más económico que usando tela de queso. Ponga una cucharadita en el filtro y permita empapar entonces estrujón la bolsa en el agua. Hemos encontrado también que esto es uno de los ingredientes que duro deberá controlar, por lo tanto nosotros lo ponemos en dura y lo altera según probar. Usando el té filtra ninguna de la pimienta de Pimentón entra en la combinación,

El Jugo del limón se usa en muchos remedios buscadores y tiene una historia larga

En este día y se envejece escogemos para usar embotellado rega para nuestro propio jarabe y que que ofrecemos en venta. ¿Parte del agua embotellada tiene alguna agua a semejanza de añadiduras de resorte con fluoruro natural? Otra agua el material tenido de la energía, así que escogemos para usar para regar apenas. Una segunda razón para usar agua embotellada es volvemos a emplear las botellas para el jarabe. Mientras el jarabe puede parecer a usted un pedacito diluido con también mucha agua que lo no es. El agua permite que los ingredientes para sean tragados normalmente y el beneficio de garganta y pulmones. Reduciendo la cantidad de agua yo he encontrado que el jarabe permanece en la boca y la pimienta no llega al área efectiva.

La economía: Manejé por años largos de camión de tirón y cada invierno yo obtuve la gripe. Encima de que fumo todavía cigarrillo, cuántos depende de la situación del tráfico o cómo se cansó era. Toso mucho y he encontrado que tomando tabla cucharas de este Jugo de KickaBoo que toso menos y se siente mejor. La mayor parte del sobre la medicina contraria yo introduje camión las paradas hicieron pequeño o nada. Mucho tuvo codeína u otras drogas en la combinación, y era costoso, promediando $5.00 para una 8 botella de oz. Algunos de lo me ayudaron duermo pero atravesé todavía una semana de está enfermo antes de mi propio cuerpo se curó. El KickaBoo no es como bueno si mejor que la mayoría del medicina disponible sobre el mostrador. Si usted hace su posee que usted puede alterar la mezcla para quedar la enfermedad. Si usted ha llenado arriba seno introdujo gotas fuertes de tos y más de ellos, si usted tiene una garganta adolorida más bajo el agua y aumenta la miel para revestir la garganta.

El costo de la pimienta de pimentón acerca de tres dólares y una botella pequeña hará acerca de 10 combinaciones.

8 onzas de miel son alrededor $3.00

El jugo del limón es otro $3.00 para una botella grande que puede hacer también acerca de 10 combinaciones.

Las gotas de la tos : La pastilla de la garganta ,difieren de 1.00 para 50 a $3.00 para 50.

El agua embotellada varía en la tienda.

Figuro costó acerca de $5.00 en hacer 24 onzas de Jugo de Kickaboo, que es el mismo precio para 8 onzas de sobre la medicina contraria de tos.

¿Tomarlo hace diariamente ayuda usted no a se resfria y quién sabe quizá la gripe?

Usted puede vender el jugo a otros para una ganancia, que significa que usted tiene suyo libre.

SIN AZUCAR PARA DIABETICOS

Mi esposa **Consuelo M. T. Wansor**; propuso un azúcar liberta para gente que no usa azúcar y no puede beber miel. El árbol de la miel hace una miel de la imitación que se vende en Estropeado de Wal-MART. Usted puede substituir las gotas de tos con azúcar libertan. El azúcar liberta los costos más dinero casi duplica el precio. El "azúcar liberta" miel está acerca del mismo precio miel como regular. Ella usa 50 tos entra su combinación que parece bastante.

La nota: miel Fabricada de imitación tiene los beneficios de la salud de la cosa verdadera.

Cayenne Pepper , (*Capsicum annuum*)

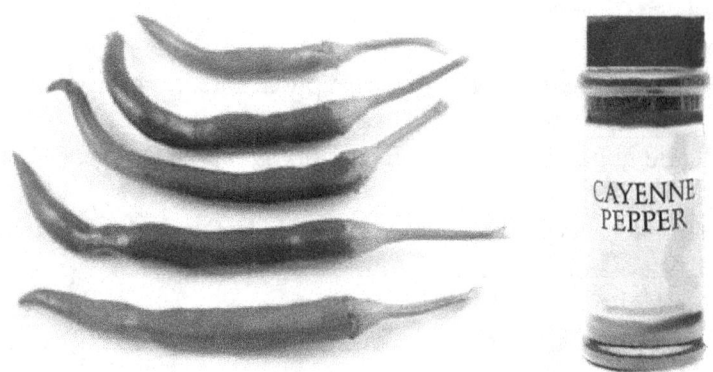

Las propiedades y los Usos: Carminative, estimulante, diaphoretic. Pimentón estimula la Circulación, creciente la tasa de pulso y fortificante. Es útil en resfriados, los problemas de seno y muchas indisposiciones respiratorias. Es benéfico al aparato digestivo. Como un tratamiento de emergencia para el golpe, agua de entibiar de bebida con uno a tres cucharaditas de polvo de pimentón. Alivia el golpe inmediatamente. Pimentón es excelente en caso de hemorrhaging. El polvo se puede vertir directamente en herida para parar inmediatamente sangriento. Una cápsula tomada tres vez diariamente con agua o jugo es un tónico bueno para el corazón y la circulación. Esta rutina postrera se sigue 4 días por la semana.

http://www.cayennepepper.info/

La pimienta de pimentón no es si un rey de hierbas es un príncipe entre ellos. Sus beneficios asombran sinceramente. El folklore de alrededor del mundo hace el recuento de los resultados asombrosos usando pimienta de pimentón en la curación sencilla y a desconcertar los problemas de la salud.

La pimienta de pimentón es una pimienta que es no sólo buena de comer pero magnífico para la salud buena. La Pimienta de pimentón se ha usado por siglos como una hierba medicinal y culinaria e indudablemente muy apenas piensa en lo como "pimienta roja caliente" está acostumbrado a especia arriba platos de chili u otras comidas asiáticas, pero es tanto más.

Pimentón era uno de los alimentos mayores del Hunza. La pimienta de pimentón se dice para haber originado en el Pimentón en Guayana francesa y ahora es producido en muchas partes del mundo, pero era con toda seguridad usado también por los Aztecas. De hecho, era una grapa de los Aztecas.

La Pimienta de pimentón y Salud de Corazón

¿Tan, por qué pimienta de pimentón es tan magnífica? ¿Qué es sus beneficios magníficos de la salud? Los beneficios de la salud de pimienta de pimentón asombran sinceramente. Considere esto: pimientas de pimentón (su capsaicina principal de ingrediente) son informados por investigación para matar las células del cancer de próstata. Puede parar los ataques de corazón, quitan placa de las arterias, las ayudas reedifican carne en la eventualidad de congelado. Puede mitigar las enfermedades. Es magnífico para la circulación, las células de sangre que reedifican, son fantástica para el corazón, aún insectos lo odian si puso en un rocío.

Puede curar una úlcera que parece contradictoria. Iguala inmediatamente la presión de sangre en su sistema, es magnífico para encoger hemorroides, y ayuda la vesícula del descaro. Se puede usar como un diurético también ayudar en la eliminación con orina y con los intestinos. Tiene anti propiedades micóticas magníficas también.

From http://www.healingdaily.com/detoxification-diet/cayenne.htm

La pimienta de pimentón para el flujo mejorado de sangre

Las propiedades medicinales principales de pimentón se derivan de una sustancia química llamó capsaicina. La capsaicina es el ingrediente que da pimientas su CALOR. Un contenido de la capsaicina de la pimienta recorre de 0-1.5 %. Las pimientas se miden según calentar las unidades. El grado del calor determina el uso de pimientas y valor. Generalmente, la más caliente la pimienta, la más capsaicina que lo contiene. Además de agregar el calor a la pimienta, los actos de capsaicina para reducir adherencia de plaqueta y aliviar el dolor. Otros componentes de pimentón son vitaminas E, la vitamina C y carotenoids.

Hoy pimentón se usa mundial tratar una variedad de condiciones de salud, inclusive la circulación pobre, la digestión débil, la enfermedad de corazón, el dolor crónico, gargantas adoloridas, los dolores de cabeza y dolor de muelas.

Ayurveda utiliza también pimentón para tratar la digestión y el gas pobres. La medicina china usa pimentón para indisposiciones digestivas.

Cuándo tomado internamente, pimentón apacigua el trecho digestivo y estimula el flujo de secreciones de estómago y saliva. Estas secreciones contienen substancias que ayudan alimento de resumen. Pimentón es la ayuda de hierbas el más grande a la circulación y se puede usar en una base regular. Dr. Richard Schulze, el herbalista médico, dice eso "Si usted domina sólo una hierba en su vida, pimienta magistral de pimentón. Es más poderoso que cualquier otro."

Pimentón mueve sangre

Hay hierba ningún otro que aumenta la sangre fluye más rápido que pimentón. Pimentón mueve sangre. ¿Cuándo gente pregunta Dr. Schulze, "lo que es las 10 la mayoría de las hierbas importantes de tener en el hogar?" El los dice, "a la cabeza de la lista es pimienta de pimentón, porque hará el otro 9 trabajan mejor."

Pimentón es el estimulante el más grande de la circulación de sangre conocido. Usted puede tomar todo el cardo de leche que usted quiere, pero si usted tiene la circulación mala a su hígado, no lo hará bueno. Pimentón aumenta su circulación de sangre inmediatamente dentro de segundos, más de cualquier otra hierba.

Cuándo usted tiene un área enferma, hay a menudo una restricción del flujo de sangre a esa área. El flujo de la sangre es lo que toma nutrición y las propiedades curativas de hierbas a esas células. El flujo de la sangre es también lo que se lleva a cabo y quita el desecho la materia. La pimienta de pimentón está como TNT. Estalla por todo que obstrucción para llegar a esa área que está enferma, tomando consigo todos los minerales y vitaminas de los alimentos que usted come, y todas las sustancias químicas esenciales de las hierbas que usted toma - completamente al área enferma.

La pimienta de pimentón se marca generalmente 40,000, 60,000, 90,000 o más unidades del calor. Generalmente, el más alto el número de unidades de calor, el más benéfico. El bajar el calor pimientas de pimentón son mucho menos eficiente, y ellos son los unos que son muy sumamente contaminado. Estos son los unos usted ve marcado para 30,000 unidades del calor. Estos son los unos de ausentarse de.

La gente que no están acostumbrado a pimentón apenas necesidad para trabajar su manera arriba. Una gente del problema tiene es que ellos soplan las bocas con pimentón, el derecho lejos el batea. Para los que nunca ha usado pimienta de pimentón antes, una dosis inicial buena es 1/16th de un cucharadita en algún jugo. Trabaje su manera arriba en la dosis lentamente. Ponga una cantidad pequeña en algún jugo, bata y beba. Delicioso.

El polvo de pimentón

Se recomienda que el polvo de pimentón sea usado, en comparación con cápsulas. Se cree que usted es sólo obteniendo una parte pequeña del efecto potencial de pimienta de pimentón tomándolo en cápsulas. Cuándo usted puso pimentón en la boca, el estómago secreta jugos digestivos antes el pimentón llega a allí jamás. Así que cuando el pimentón baja allí, el estómago está listo para lo.

Pero si usted traga una cápsula, su nada de sabor de lengua. Una cápsula baja en el estómago, y en su nada de notas de estómago, al principio. Entonces, 5 minutos luego los chorros de gelatina, y usted tienen una cucharadita 1/2 de pimienta de pimentón en el estómago y su cuerpo se sacude. Usted lo sorprendió.

Qué pasa es que algunos de pimentón son que acción curativo ocurre el derecho en la boca. Cuando pimentón toca la lengua, el pimentón absorbe en conclusiones de segundos y nervio manda las señales a través del cuerpo - ondas que mandan de sangre fresca a través de su cuerpo.

Mi fuente favorita para la calidad alta, pimentón no irradiado sazona con pimienta 90,000 unidades del calor por la libra son. http://www.kalyx.com/ (Si el eslabón va a una página en blanco, busca apenas su sitio para ají de Cayena.) Aprecio también el Orgullo Puritano especial "Compra 1 Obtiene 2 LIBRE" las promociones en el pimentón.

¿Seguro, hay unos pocos jengibre que calienta y el rábano picante a semejanza de hierbas, pero qué otra hierba usted pueden poner en alguien boca y de repente hace sus caras cerezas a semejanza de mirada? Yo no sé otra hierba que hará eso, y pimentón hacen que por su cuerpo entero. Uselo mejorar el flujo de sangre a través de su cuerpo.

Esto es de ninguna manera una lista comprensiva. ¿Tan, por qué usted no ha oído de lo? A causa de dinero. Soy convencido que Pharma Grande sabe acerca de las propiedades curativas notables de pimienta de pimentón pero ellos no están en el negocio de la curación a gente pero a hacer dinero. ¿Por qué vender una droga reduciendo del colesterol cuando usted acaba de pimienta de pimentón de tomar y hace hace la placa mismo mientras también quitando de sus paredes arteriales? Porque el colesterol endroga como mil millones de marca de Lipitor de dólares para sus fabricantes. Eso es los mil millones con un "B.." Ahora usted sabe por qué.

Apenas la pimienta de pimentón y unión de salud de corazón deberán hacer bastante esta una hierba medicinal sinceramente notable. Pero sus usos y los beneficios van lejos más allá de apenas eso. Es sinceramente un rey entre la familia de hierbas. Tiene calor, sí, y el malvado para tragar -literalmente. Pero ese inconveniente es muy tolerable cuando uno considera que usted puede salvar literalmente su vida y un lío de dinero tomándolo religiosamente.

La miel

Este líquido dorado maravillosamente rico es el producto milagroso de abejas de miel y una alternativa naturalmente deliciosa al azúcar blanco. Aunque esté disponible a través del año, es un gusto excepcional en el verano y la caída cuando acaba de cosechar y está en su más fresco.

El proceso fascinador de hacer miel comienza cuando las abejas banquetean en flores, reunir el néctar de flor en bocas. Este néctar entonces mezcla con enzimas especiales en la saliva de abejas, un proceso de alchemical que gira en miel. Las abejas llevan la espalda de miel a la colmena donde ellos depositan en las células de las paredes de la colmena. El revolotear de alas proporciona la ventilación necesaria para reducir el contenido de la humedad que hace se prepara para el consumo.

La salud Beneficia

El color de la miel es determinado por los tipos de flores que las abejas polinizan. Los niveles más altos de antioxidantes se encuentran en mieles más oscuras. La miel del trigo se produce del polinizar de la planta de trigo y es muy oscuro en colores y tiene un sabor claro. Los antioxidantes proporcionan la defensa contra radicales libres, que causa el daño de la célula y se creen para ayudar el cancer de la pelea, la enfermedad de corazón y otras enfermedades.

Además de su reputación como edulcorante nutritivo de Naturaleza, investigación indica también esa composición extraordinaria de miel lo hace útil como un agente y antioxidante antibacteriales.

La Miel cruda - Una Anti-Bacteriana, Anti-Vírica, Anti-Micótica Substancia,

Los beneficios de la salud de miel - aprecia todos alimentos - depende de la calidad de la miel. Pero en este caso, la situación es aún más extremo, porque el polen que reúne en las piernas de abejas como ellos mueven de la planta para plantar es sólo como saludable y tan diverso como esas plantas. Además, el procesamiento de miel a menudo quita muchos del phytonutrients encontraron en la miel cruda como existe en la colmena. La miel cruda, por ejemplo, contiene las cantidades pequeñas de las mismas resinas encontraron en el propolis. Propolis, llamó a veces "el pegamento de abeja," es verdaderamente una mezcla compleja de resinas y otras substancias que abejas usan para sellar la colmena y lo hace bacterias a salvo de y otro microorganismo. Las abejas hacen propolis combinando resinas de planta con sus propias secreciones. Sin embargo, alquitrán a semejanza de substancias de camino se ha encontrado también en el propolis. Los guardas de la abeja usan a veces pantallas especiales alrededor del interior de las cajas de la colmena para atrapar propolis, desde que abejas esparcirán esta substancia alrededor de las grietas del panal y el sello con las anti anti anti resinas micóticas y, víricas, bacterianas. Las resinas encontraron en el propolis sólo representa una parte pequeña del phytonutrients encontró en el propolis y la miel, sin embargo. Otro phytonutrients encontró que en miel y propolis han sido mostrados a prevenir de cancer de posssess y propiedades anti tumor. Estas substancias incluyen caffeic caffeate ácido de metilo, caffeate de phenylethyl, y dimethylcaffeate de phenylethyl. Los investigadores han descubierto que estas substancias previenen el cancer de dos puntos en animales cerrando la actividad de dos enzimas, phospholipase C y lipoxygenase específico de phosphatidylinositol. Cuándo miel cruda se procesa extensamente y es calentada, los beneficios de estos phytonutrients se eliminan ampliamente.

¿Mejora el Desempeño Atlético y Cura Heridas con Miel?

Principalmente miel se ha usado como una fuente de energía, pero investigación reciente han examinado el uso de miel como una ayuda de ergogenic (un alimento o el ingrediente que ayuda un desempeño de atleta) y herida curando a agente, ambos de que eran las anécdotas meramente viejas de la edad una vez considerados.

En el tiempo de los juegos olímpicos antiguos, los atletas fueron informados para comer alimentos especiales, tal como miel e higos secados, para aumentar su desempeño deportivo. Recientemente, sin embargo, un grupo de investigadores ha investigado el uso de miel como una ayuda de ergogenic en atletas. El estudio implicó un grupo de 39 atletas entrenados del peso, ambos masculino y femenino. Los sujetos experimentaron un entrenamiento levantando del peso intensivo y entonces consumieron inmediatamente un suplemento de la proteína mezclado con o azúcar, maltodextrin o miel como la fuente de carbohidrato. El grupo de la miel azúcar óptimo mantenido de sangre nivela a través de las dos horas que siguen el entrenamiento. Además, recuperation de músculo y restauración de glycogen (los carbohidratos almacenados en el músculo) era favorable en esos individuos que consumen la combinación de la proteína de miel.

Sosteniendo las concentraciones favorables de azúcar de sangre después que la instrucción de la resistencia ingiriendo los carbohidratos antes, durante y después que entrena es importante para manteniendo las tiendas de glycogen de músculo (glycogen es la forma en cuál azúcar se almacena en el músculo se prepara como al combustible del uso), para que recuperation de músculo sea más eficiente y el atleta está listo para realizar otra vez en su nivel más alto el día siguiente. La mejor ayuda estudiada de ergogenic es los carbohidratos porque ellos son necesario para mantener las tiendas de glycogen de músculo. Para ahora, la miel aparece ser apenas otra fuente de los carbohidratos que pueden ayudar a atletas realiza en su mejor, antes que una elección superior sobre cualquier otro carbohidrato.

La herida las propiedades que curan de miel pueden, sin embargo, es su la mayoría del prometer la calidad medicinal. La miel se ha usado tema como un agente terapéutico antiséptico para el tratamiento de úlceras, las quemaduras y heridas para siglos. Un estudio en India comparó la herida los efectos que curan de miel a un tratamiento convencional (sulfadiazine de plata) en 104 primero pacientes de quemadura de grado. Después que una semana del tratamiento, 91 por ciento de miel trataron las quemaduras eran la infección liberta se pudo comparar con sólo 7 por ciento recipiente el tratamiento convencional. Finalmente, un porcentaje más grande de quemaduras de pacientes se curó más prontamente en la miel el grupo tratado. Otro estudio examinó la herida los beneficios que curan de miel aplicada tema a pacientes la sección de Cesárea que sigue y la isterectomía. Comparó con el grupo que recibe la solución uniforme del yodo y el alcohol, la miel el grupo tratado era la infección liberta en menos días, curado más limpiamente y tenido un hospital reducido permanece.

Varios mecanismos se han propuesto para la herida los beneficios que curan que se observan cuándo miel se aplica tema. Porque miel se compone principalmente de glucosa y fructosa, dos azúcar que atraen fuertemente agua, la miel absorbe agua en la herida, secante fuera para que el crecimiento de bacterias y hongos se inhiba (estos microorganismos prosperan en un ambiente húmedo). Segundamente, miel cruda contiene una enzima llamó la glucosa oxidase eso, cuando combinó con agua, el agua oxigenada de productos, un antiséptico templado.

Además de las enzimas específicas encontró en la miel, que puede ayudar en el proceso curativo, la miel contiene también antioxidantes y flavonoids que pueden funcionar como agentes de antibacterial. Un antioxidante en el particular, pinocembrin, que es extraordinario a la miel, se estudia actualmente para sus propiedades de antibacterial. Un estudio del laboratorio de muestras de miel de unpasteurized indicó la mayoría la acción tenida de antibacterial contra aureus de Staphylococcus, una bacterias comunes encontraron prontamente en nuestro ambiente que puede causar las infecciones, especialmente en heridas abiertas. Otros informes indican miel es efectivo en inhibir Escherichia coli y albicans de Candida. Las mieles más oscuras, específicamente miel de flores de trigo, sabio y tupelo, contienen una cantidad más grande de antioxidantes que otras mieles, y miel cruda y sin procesar contienen la variedad más ancha de substancias sostenedoras de salud.

El consumo diario de miel levanta sangre los niveles de recintos antioxidantes protectores en humanos, según investigar presentado en el reunir 227th de la Sociedad Química americana en Anaheim, CA, el 28 de marzo de 2004. El bioquímico Heidrun Gruesos y los colegas de la Universidad de California, Davis, dio a 25 participantes del estudio cada acerca de cuatro miel de trigo de cucharones diariamente por 29 días además de sus dietas regulares, y dibujó sangre las muestras en intervalos dados el consumo de miel que sigue. Un eslabón directo se encontró entre el consumo de miel de sujetos y el nivel de antioxidantes de polyphenolic en la sangre.

La miel Util para Individuos Saludables y para Esos con Colesterol Alto, Escriben 2 Diabetes

En una serie de experimentos los sujetos saludables que implican y ésos con o el colesterol alto o escriben 2 diabetes, la miel se ha probado el edulcorante más saludable.

Por 15 días, 8 sujetos saludables, 6 pacientes con el colesterol alto, 5 pacientes con el colesterol y la proteína alto reactiva de C alta (un factor del riesgo para la enfermedad cardiovascular), y 7 pacientes con el tipo 2 diabetes se dio las soluciones las cantidades comparables que contienen de azúcar, miel artificial o miel natural.

En sujetos saludables, mientras azúcar y miel artificial tuvieron o efectos negativos o muy pequeños benéficos, miel natural el colesterol total reducido 7%, triglycerides 2%, la proteína reactiva de C 7%, homocysteine 6% y azúcar de sangre 6%, y el colesterol aumentado de HDL (bueno) 2%. (Como la proteína reactiva de C, homocysteine es un factor significativo del riesgo para la enfermedad cardiovascular.)

En pacientes con el colesterol alto, miel artificial aumentó el colesterol de LDL (malo), mientras miel natural disminuyó el colesterol total 8%, el colesterol de LDL 11%, y la proteína reactiva de C 75%.

Y en pacientes con el tipo 2 diabetes, miel natural causó un significativamente bajar la ascensión en el azúcar de sangre que o dextrosa o la sucrosa (refinó azúcar). Tan, goza una miel pequeña en su café de la mañana, el yogur de la hora de comer o copa de tarde de té verde. A semejanza de miradas una cucharada diaria de miel puede ayudar su necesidad para la medicina baja.

Aunque nuestro sistema de situar de alimento no calificara miel como una fuente densa de alimentos nutritivos tradicionales, surgió como una fuente de vitamina B2, la vitamina B6, el hierro y el manganeso.

La descripción

La miel es un edulcorante viscoso delicioso hecho naturalmente por abejas para su propio alimento. El proceso fascinador de hacer miel comienza cuando las abejas banquetean en flores, reunir el néctar de flor en bocas. Este néctar entonces mezcla con enzimas especiales en la saliva de abejas, un proceso de alchemical que gira en miel. Las abejas llevan la espalda de miel a la colmena, donde ellos depositan en las células de las paredes de la colmena. El revolotear de alas proporciona la ventilación necesaria para reducir el contenido de la humedad de miel, hacerlo se prepara para el consumo.

La miel entra una distancia de colores inclusive blanco, el ámbar, rojo, marrón y casi negro. Su sabor y la textura varían con el tipo del néctar de flor de que se hizo. Mientras la mayoría mieles comúnmente disponibles se hacen del trébol, la alfalfa, flores de brezo y acacia, la miel se puede hacer de una variedad de flores diferentes, inclusive tomillo y lavanda.

La historia

La miel se ha usado desde que tiempo antiguos ambos como un alimento y como una medicina. Apicultura, la práctica de apicultura para producir miel, antedatar a por lo menos 700 BC. Por muchos siglos, la miel se consideró como sagrada debido a sus propiedades maravillosamente dulces así como también su rareza. Se usó principalmente en ceremonias religiosas para pagar el tributo a los dioses, así como también embalsamar el difunto. La miel se usó también para una variedad de propósitos medicinales y cosméticos. Durante mucho tiempo en historia, su uso en la cocina se reservó sólo para el rico desde que era tan costoso que sólo ellos lo podrían proporcionar.

El prestigio de miel continuó por milenios hasta un acontecimiento decisivo en culinario y la historia de mundo - el "descubrimiento" de azúcar refinado hecho de la caña de azúcar o remolachas de azúcar., una vez que éstos llegaron a ser más extensamente disponibles, ellos eran muy solicitados desde que ellos proporcionaron una forma relativamente económica de endulzar. Con su es la popularidad creciente, la miel llegó a ser desplazada por azúcar para el uso culinario. Desde entonces, aunque miel se use todavía para endulzar, mucho de su uso ha llegado a ser enfocado en sus propiedades medicinales y su uso en el confectionary.

Cómo Escoger y Almacenar

La miel se vende en contenedores individuales o a granel. Se pasteriza generalmente, aunque frecuentemente en los mercados de granjero usted pueda encontrar miel cruda. La miel cruda que no se ha pasterizado, ha sido clarificada, o ha sido filtrada - proporcionó lo es de la calidad alto orgánica - es su mejor elección. Busque miel que expresa "100% puro." Mientras miel regular es miel traslúcida y cremosa es generalmente opaca y es hecho agregando cristalizó finamente espalda de miel en la miel líquida. Las mieles de la especialidad, hecho del néctar de flores diferentes, tal como tomillo y lavanda, están también disponible. Recuerde que el más oscuro el color, el más profundo el sabor.

Usted quizás busque también más oscuro coloró las variedades de "zumo dulce" producidas por abejas que reúnen la hoja azucarada de insectos de secreciones en plantas, que se llama zumo dulce.

Mientras toda miel tiene los niveles impresionantes de antioxidantes luchadores de enfermedad, un estudio reciente de exposiciones españolas de variedades de miel esa miel de zumo dulce tiene los niveles aún más altos de polyphenols antioxidante que abejas de mieles hacen del néctar. (Perez RA, *Journal of the Science of Food and Agriculture*)

Los investigadores españoles miraron 36 variedades de miel española en dos grupos: miel de trébol, cuál abejas hacen del néctar de flores de flor, y de miel de zumo dulce, hecho por abejas de un dulce, substancia pegajosa secretada por insectos tal como aphids que vive de plantas. La miel del zumo dulce tiende a ser más oscura y más ácida que las variedades de trébol. Aunque más duro encontrar que miel de trébol en los EE.UU., miel de zumo dulce produjo en América debe proporcionar también los niveles más altos de antioxidantes, coautor notado de estudio Rosa Anna Perez, un investigador con el Instituto Madrileno de Investigacion Y Desarrollo Rurales, Agrario Y Alimentario en Madrid.

Es importante mantener miel almacenada en un contenedor hermético para que no absorba la humedad del aire. La miel almacenó esta manera en un refresca el lugar seco mantendrá casi indefinidamente. Una razón para esto es que su contenido alto de azúcar y ayuda ácida de pH para inhibir microorganismo el crecimiento. La miel que se mantiene en temperaturas más frías tiende a espesar, mientras miel que se mantiene en temperaturas más altas tiende a oscurecer y tener un sabor alterado.

Las puntas para Cocinar con Miel:

Si su miel ha cristalizado, colocar el contenedor en el agua caliente por 15 minutos ayudará el regreso a su estado líquido. No caliente miel en la microhonda como esto altera su sabor aumentando su contenido de hydroxymethylfurfural (HMF). Para prevenir miel de atascar a la medición copas y cucharas, miel de uso que está en su forma líquida.

La miel hace un reemplazo bueno para el azúcar en la mayoría de las recetas. Desde que miel es más dulce que azúcar, usted necesita usar menos, uno mitad a de tres cuartos de una copa para cada copa de azúcar. Para cada copa de azúcar reemplazado, usted debe reducir también la cantidad de líquido en la receta por uno el cuarto de una copa.

Además, reduce la temperatura que cocina por 25ºF desde que miel causa alimentos a marrón más fácilmente.

Unos pocos Rápido Sirve las Ideas:

Use miel en lugar de azúcar de tabla como un edulcorante en su té.

Las rajas de la manzana de la llovizna con miel y rocía con canela.

Para gozar endulzó el yogur sin azúcar de exceso, mezcla una miel pequeña en el yogur simple.

Un sandwich delicioso que es gozado por niños de todo se envejece es una combinación de maní (o la almendra) mantequilla, con plátanos y miel.

En una cacerola sobre el calor bajo, combine soymilk, la miel y unsweetened chocolate oscuro para hacer una bebida deliciosamente nutritiva de "leche" de chocolate.

La seguridad

Recuerde que la calidad de miel es una función de las plantas y el ambiente de cuál polen, savias, los néctares y las resinas se reunieron. Otras substancias encontraron en el ambiente - inclusive huellas de metales pesados, de pesticidas, y de los antibióticos - ha sido mostrado para aparecer en la miel. La cantidad varía magníficamente.

No alimente miel conteniendo de miel de productos ni uso como un condimento para niños bajo un año de la edad; miel puede contener las esporas de botulinum de Clostridium y toxinas que pueden causar botulismo de niño, una enfermedad paralítica amenazante de la vida. La miel es segura para niños más viejos que 12 meses y los adultos.

Los beneficios de Limón

Esto es otra fruta que se ha sabido para sus propiedades terapéuticas para generaciones. Es también una raíz de algún remedio buscador y se usa normalmente ayudar el estómago (porque ellos tienen el efecto limpiador especial).

El limón es uno de las fruta que reforzarían su sistema inmune. Si usted tiene gripe o resfriados, jugo de limón de bebida de prueba. Aliviará los síntomas así como también paran el progreso de la mayoría de las infecciones. ¿Por qué? A causa de su antibacterial y propiedades antivirales.

1. El limón actúa como depurador de sangre y mejora la habilidad del cuerpo para deshacerse de toxinas.

2. La fruta del limón es excelente en luchar la enfermedad que es relacionada a la infección.

3. Compre limón para deshacerse de ciertos insectos. Es la versión de la naturaleza de madre de insecticidas y ayudará a repeler los mosquitos y las moscas

4. Los antisépticos del amor de la alguna persona y lo aplicaría a la piel cuando ellos tienen el corte más pequeño. Las noticias buenas son usted puede usar limón en cortes también desde que es antisépticos de naturaleza. No sólo eso, a causa de su propiedad estíptica, se dice que limón se podría aplicar en cortes para parar sangriento.

5. El jugo del limón que bebe es útil para la gente con el problema de corazón - a causa de su contenido alto de potasio

La limonada se sabe para haber sido usado como una bebida que refresca desde que el tiempo de los Magnates. Las investigaciones del modulador/demodulador han tendido a sostener este uso, el aceite esencial es muy bueno para refrescar el cuerpo. Este uso puede ser extendido al empleo de jugo de limón con agua y azúcar como la mejor bebida para tomar cuando usted tiene una fiebre

Cuándo la temperatura del cuerpo es alta, si de los efectos del sol o de los resultados de la enfermedad, es necesario tomar las bebidas regulares para prevenir la deshidratación. El azúcar no es normalmente una parte deseable de una dieta saludable, no obstante tiene su parte para jugar con limón, y aunque hay sin duda que la adición de miel si disponible es de ser preferido tanto.

El contenido alto de la vitamina C del limón se ha usado para centenares de años a desvía escorbuto entre marineros y viajeros. Hay sodio pequeño, así que la fruta es buena como un condimento para ésos en una dieta bajo salada.

Porque en algunos países los productors de limones extienden su es las propiedades que mantienen y mejoran la apariencia revistiéndolos con el diphenyl y waxing químicos las fruta, son una precaución sabia de lavar el limón con un jabón pequeño de unscented y entonces aclarado completamente antes de convertir la fruta entera al jugo.

La izquierda de la pulpa del limón es excelente para la piel y puede apaciguar también las mordeduras y pica de insectos. Si usted agrega las partes iguales de agua de lavabo y de glicerina al residuo que la mezcla se puede hacer para mantener las manos suavizan.

Los doctores Morel y Rochaix demostraron que el extracto de limón cuando vaporizó neutralizará las bacterias de meningococcus, tifoidea, pneumococcus y staphylococcus en de 15 a 180 minutos.

Un gastronomically el francés inclinado, Charles Richet, son dichos por Dr Valnet para haber descubierto que el jugo de limón añadió a ostras crudas antes comerlos destruyen 92% de las bacterias presenta dentro de 15 minutos. ¡Una razón buena esperar antes usted come!

Esta información es pertinente a la idea ese jugo de limón es una terapia muy importante de ser usada en total casos de la infección del trecho respiratorio y como un tónico general.

Provided that the juice is diluted with water, there is no danger in taking any reasonable quantity of lemon juice. Be sure to choose firm, clear colored lemons that have not begun to wither. The first signs of ageing can be spotted where the stem was once attached to the fruit.

Kevin Pederson has been managing a number of natural home remedies websites which have information on ***benefits of juices and raw vegetables are also mentioned which includes lime juice too***.

Article Source: http://EzineArticles.com/?expert=Kevin_Pederson

El Mentol Es un recinto orgánico hecho sintéticamente u obtenido de la menta u otros aceites nuevos. Es una substancia cerosa y de cristal, limpia o blanco en colores, que es sólido en la temperatura de la habitación y se funde levemente arriba. La forma principal de ocurrir de mentol en la naturaleza es mentol, que se asigna el (1R,2S,5R) configuración. El mentol tiene local anestésico y las calidades de counterirritant, y se usa extensamente aliviar irritación secundaria de garganta. Peppermint is sometimes regarded as 'the world's oldest medicine', with archaeological evidence placing its use at least as far back as ten thousand years ago.[citation needed]

La menta tiene un contenido alto de mentol, y a menudo se usa como un condimento en el té, el helado, los dulces, goma que masca, y la pasta dentífrica. El aceite contiene también Mentone y menthylesters. Es el más viejo y la mayoría de los sabores populares de dulces condimentados de menta. La menta se puede encontrar también en algunos champúes y jabones, que da el cabello un olor de minty y produce una sensación que refresca en la piel.

La menta, como muchas especias e hierbas, se cree para tener las propiedades medicinales cuando consumió. Se dice que ayuda contra estómagos de contratiempo, inhibe el crecimiento de ciertas bacterias, y puede ayudar apacigua y se relaja músculos cuando inhaló o aplicó a la piel. Inhalar el vapor del aceite de menta o té de menta se dice para reducir la congestión. [7] Otros beneficios de la salud son atribuidos al manganeso alto, la vitamina C y la vitamina UN contenido; así como también cantidades de huella de varios otros alimentos nutritivos tal como fibra, el hierro, el calcio, foliado, el potasio, tryptophan, el magnesio, la omega-3 ácidos adiposos, riboflavina, y el cobre.

En 2007, investigadores italianos informaron que 75% de los pacientes en su estudio que tomó menta cápsulas de aceite por cuatro semanas tuvieron una reducción mayor en síntomas irritables de síndrome (IBS) de intestinos, se pudo comparar con apenas 38% de los que tomó un placebo.

Semejantemente, algunos ensayos más temprano mal diseñados encontraron que ese aceite de menta tiene la habilidad de reducir el dolor abdominal con cólico debido a IBS con un NNT (el número necesitó tratar) alrededor de 3.1 pero el aceite es una substancia irritante al estómago en la cantidad requerida y por lo tanto las necesidades envolviendo para la liberación demorada en el intestino. La menta se relaja el esfínter esofágico gastro, así promover eructar.

Las flores de la menta son productors grandes de néctar y abejas de miel así como también otro néctar los organismos que cosechan los se adentran pesadamente. Una miel templada y agradable de varietal se puede producir si hay un área suficiente de plantas.

El aceite de la menta es usado por applicators comercial de pesticida, en la línea de Tecnologías de EcoSmart de productos, cuando una insecticida natural.

El exterior de su distancia nativa, las áreas donde menta se creció anteriormente para el aceite a menudo tienen una abundancia de plantas fieras, y se considera invasivo en Australia, las Islas de Galápagos, New Zealand, y en los estados unidos.

La tos deja caer/Pastillas de Garganta

Como las llamadas originales de receta para Vicks verde/mentol que yo los miré arriba en la red y sí ellos están tranquilos en el mercado y en venta. Aprendí que hay 20 tabletas a cada caja en un costo de $1.35 por caja. Recuerdo que ellos no son tan grandes como las tabletas del Vestíbulo y la adivinación que 100 Vestíbulos son equivalentes a 160 Vicks. Pero eso es sólo en mi mente y yo tengo una memoria selectiva. Pero como usted hace esta combinación, usted puede cambiar la cantidad de gotas de tos para obtener los resultados diferentes. Prefiero menos gota de que tos porque mi problema como un fumador es la tos y la garganta, no tanto seno. La más delgada la combinación la más rápida y más profunda la pimienta entra la garganta, segundamente menos azúcar.

Halls (cough drop)

HALLS (gota de tos)
De Wikipedia, la enciclopedia libre
Halls cuál tiene largo fue anunciado como representar la "acción de vapor", se hace en los sabores siguientes:

- Canada Dry Ginger Ale
- Citrus Blend
- Cherry
- Coffee
- Honey-Lemon
- Ice Blue Peppermint
- Lime
- "Mentho-Lyptus" i.e. menthol and eucalyptus
- Orange
- Spearmint
- Strawberry
- Tropical Fruit
- Piña Colada
- "Naturals" including Sweet Herbal Mint

El sabor verde del Té está también disponible en China.

Endroge Información

Wild Cherry " Cereza Silvestre

El Ingrediente activo: Mentol 2.5 mg Ingredientes Inactivos: cítrico ácido, jugo de baya de saúco, los condimentos, el jengibre, jarabe de glucosa, césped de limón, sabio, la sucrosa, el agua, tomillo blanco.

Sunshine Citrus " Fruta Cítrica de Sol "

Ingrediente Activo: Mentol 2.5 mg Ingredientes Inactivos: caroteno de beta, cítrico ácido, los condimentos, el jengibre, jarabe de glucosa, césped de limón, : sabio, la sucrosa, el agua, tomillo blanco

Honey-Lemon Chamomile/ Limón de Miel camomila

El Ingrediente activo: Mentol 2.5 mg Ingredientes Inactivos: cítrico ácido, los condimentos, el jengibre, jarabe de glucosa, la miel, césped de limón, sabio, : la sucrosa, el extracto de té, el agua, tomillo blanco

Sweet Herbal Mint " Menta de hierbas Dulce

El Ingrediente activo: Mentol 2.5 mg Ingredientes Inactivos: Caramelo, los condimentos, el jengibre, jarabe de glucosa, césped de limón, sabio, la sucrosa, el agua, tomillo blanco

Cherry " Cereza

El Ingrediente activo: Mentol 7 mg y 12.8 mg de **Eucalyptol** combinaron Ingredientes Inactivos: Azul 2, los Condimentos, Jarabe de Glucosa, Rojo 40

Eucalyptol comprende hasta 90 por ciento del aceite esencial de alguna especie del aceite genérico de Eucalipto de producto, [2] de aquí en adelante el nombre común del recinto. Se encuentra también en hojas de bahía, mugwort, albahaca dulce, el ajenjo, romero, sabio y otro follaje aromático de planta. Eucalyptol con una pureza de 99.6 a 99.8 puede ser obtenido por ciento en cantidades grandes por la destilación fraccionaria de aceite de eucalipto.

Aunque se pueda usar internamente como un ingrediente del condimento y la medicina en dosis muy bajas, típico de muchos aceites esenciales (aceites volátiles), eucalyptol es tóxico si ingirió en dosis altas.

Honey-Lemon " Limón de Miel

 Ingrediente Activo: Mentol 8 mg Los Ingredientes inactivos: Caroteno de beta, los Condimentos, Jarabe de Glucosa, la Miel, la Soja Lecithin, la Sucrosa

Ice Blue Peppermint: Hiele Menta Azul:

 El Ingrediente activo: Mentol 11.2 mg Ingredientes Inactivos: Azul 1, los Condimentos, Jarabe de Glucosa, la Sucrosa

" Mentho Lyptus:

 Ingredientes Activos: Mentol 6.5 mg Ingredientes Inactivos: Condimentos, Jarabe de Glucosa, la Sucrosa

Spearmint: " Menta Verde:

 Ingrediente Activo: Mentol 5.6 mg Ingredientes Inactivos: Caroteno de beta, Azul 1, los Condimentos, Jarabe de Glucosa, la Soja Lecithin, la Sucrosa

Strawberry" La Fresa:

 Ingrediente Activo: Mentol 3.1 mg Ingredientes Inactivos: Condimentos, Jarabe de Glucosa, Rojo 40, la Sucrosa.

Tropical Fruit:" Fruta Tropical:

Ingrediente Activo: Mentol 3.1 mg Ingredientes Inactivos: FD&C roja no. 40, los Condimentos, Jarabe de Glucosa, la Sucrosa, el Agua.

En algunas partes del mundo, inclusive Brasil, Halls se anuncian como una dulces duras mentoladas, y no se reconocen como una medicina para toses.

El Agua embotellada

Parte del tipos más comunes de EE.UU. de agua embotellada se listan abajo:

" Agua de Artesiano - Este tipo de agua origina de un acuífero limitado que se ha utilizado. La característica que se distingue de agua de un acuífero artesiano es que fluye de la canilla debido a la gravedad; el subterráneo nivel de agua está en una altura más que eso de la ubicación de la canilla.

" Fluorizó Agua - Este tipo de agua contiene fluoruro agregado dentro de las limitaciones establecidas en el Código Dirección de Alimentos y Drogas de os E.E.U.U. de Regulaciones Federales. Esta categoría incluye agua clasificada como "Para Niños" o "la Guardería Infantil."

" Agua de Suelo - Este tipo de agua es de una fuente subterránea que es abajo una presión iguala a o más que la presión atmosférica.

" Agua de Mineral - Este tipo de agua contiene por lo menos 250 partes por el millón de suma los sólidos (PD) disueltos. Viene de una fuente utilizada en uno o más taladra hoyos o resorte, y origina de un geológicamente y la fuente subterránea, protegida y medicamento de agua. Ningunos minerales se pueden añadir a esta agua.

" Agua Purificada - Este tipo de agua ha sido producido por la destilación, por deionization, por ósmosis inversa, o por otros procesos adecuados. El agua purificada se puede referir también a como "agua de demineralized." Reúne la definición de "agua purificada" en los estados unidos farmacopea.

" Agua que Chispea - Este tipo de agua contiene la misma cantidad del bióxido de carbono que lo tuvo en la salida de la fuente. El bióxido de carbono se puede quitar y puede ser abastecido de nuevo después tratamiento.

" Agua de Resorte - Este tipo de agua viene de una formación subterránea de que rega los flujos naturalmente a la superficie de la Tierra.

" Agua Estéril - Este tipo de agua reúne los requisitos abajo "pruebas de esterilidad" en los estados unidos farmacopea.

" Bien Agua - Este tipo de agua se toma de un pozo

Las Regulaciones de UE para el agua embotellada

Europeo Directivo 80/777/EEC[36] - modificado por Directivo 96/70/EC[37] - trata con la venta y la explotación de aguas minerales naturales en la Unión europea. Dos tipos principales de agua embotellada se reconocen:

En general, agua de mineral es agua subterránea que ha surgido del suelo y fluido sobre piedra. El tratamiento de agua mineral es restringido a la eliminación de elementos inestables tal como recintos de hierro y azufre. El tratamiento para tales minerales puede sólo extiende a la filtración o decantar con oxygenation. El bióxido de carbono libre puede ser quitado sólo por métodos físicos, y por las regulaciones para la introducción (o reintroduction) de CO_2 son definidos estrictamente. La desinfección de agua mineral natural se prohibe completamente, inclusive la adición de cualquier elemento que es probable de cambiar a condes bacterianos de colonia. Si el mineral natural es efervescente, se debe marcar por consiguiente, dependiendo del origen del bióxido de carbono:

" Naturalmente gaseoso agua mineral natural (no introducción de CO_2)

" Agua mineral Natural fortificó con gas del resorte (reintroduction de CO_2)

" Gaseoso agua mineral natural (CO_2 agregó las pautas estrictas siguientes)

El agua del resorte se deriva también de fuentes de agua subterránea, pero es reunida por medio de un pozo - en la práctica, a menudo un perforación. El agua del resorte puede ser con sujeción a varias clases del tratamiento antes de embotellar.

El CAPITULO 5: TOSES Y OTRAS RECETAS

Una tos es la respuesta del cuerpo a la inflamación o la irritación en la garganta, laringe, tubos o pulmones bronquiales. Hay dos clases básicas de toses, congestionado y seco, con cada un tener las causas fundamentales diferentes.

Las Toses congestionadas

Las causas

Las causas obvias de toser tienen frío, la gripe, las infecciones bronquiales, la congestión de seno, el fumar, y la necesidad para deshacerse la garganta de la cuestión extranjera. ¿Pero supo usted que esa acidez es uno de las causas delanteras? Para alguna acidez desconocida de la razón es la causa para acerca de 10% de coughers crónico. Vea nuestra sección de Acidez para sugerencias para aliviar ambas la acidez y toser. El polvo, el polen y las sustancias químicas son otras fuentes de substancias irritantes. También, algunos endrogan, inhibidores muymente notables de AS usados para la presión alta de sangre, tienen toser como un efecto de lado en 21% de la gente que usalos. Toser es también un síntoma común del asma. El sonido de su tos puede indicar su causa. Debajo de es una lista de los sonidos de tos y de lo que que puede indicar:

- Una tos que ladra - la bronquitis o crup

- Una tos aguda - sus cuerdas vocales se implican y las rutas aéreas han llegado a ser estrechado

- Un resollando tos - el asma y/o la bronquitis

- Un fuerte, tos aire difícilmente obteniendo que jadea - tos que grita

Las puntas

Respire el vapor de un atomizador, de chaparrón caliente, o de la cacerola de hervir agua. El aire húmedo apaciguará las rutas aéreas y aflojará la congestión de seno y flema en la garganta y pulmones. Unos pocas gotas del aceite de eucalipto ayudarán este proceso.

• Eleve la cabeza de su cama. Esto permitirá que su sinuses y los pasajes nasales desaguarán mejor y no crearán ese "cosquilleo" en la garganta.

• La parada fumando. El humo pasivo u otras substancias irritantes, tal como sustancias químicas, pueden ser una causa. La tintorería de la casa, nuevo alfombrando, ponendo panel y los colchones son parte del muchas fuentes posibles de substancias irritantes químicas.

• Beba por lo menos 8 y ocho lentes de onza de agua. Esto es especialmente importante si su tos está debido a una enfermedad. El agua es el mejor expectorante usted puede tomar y ayudar afina el moco y afloja la tos.

• No use los remedios expectorantes sin receta de tos como ellos acaban de suprimir los síntomas y no dirigen el problema fundamental. Si usted tiene la clase de tos con moco que usted quiere para obtenerlo fuera de su sistema respiratorio, no lo suprime. Trate uno de los remedios expectorantes naturales abajo.

• Trate de comer chili caliente sazona con pimienta, el rábano picante u otros alimentos picantes. Ellos ayudarán afloja moco..

• Durante el invierno, si su casa es seca, usa un humedecedor y un atomizador de la niebla fresca en su dormitorio de noche. Esto ayudará afina el moco. Esté seguro limpiar completamente el atomizador, cuando puede abrigar bacterias.

• Beba té caliente para separarse el moco y abrir y humedecer las rutas aéreas.

• Las gotas de la tos o dulces duras ayudarán la parada el cosquilleo si usted tiene una tos seca y humedecerá la garganta.

• Evite alimentos que aumentan la producción de moco, tal como productos de lechería, la carne y alimentos fritos.

• Las mochilas calientes colocadas en la garganta y el pecho apaciguan muy.

Los suplementos

Las vitaminas A, C y E son benéficos con las condiciones que causan toses.

Aromatherapy

El uso del vapor inhalado puede ser muy efectivo en licuar moco e irritación que reducen. Para controlar el vapor, agáchese el agua de esteama mientras teniendo una toalla sobre la cabeza. Trate algunos de estos aceites aromatherapy. Inhalar aceites esenciales pueden estimular los pulmones para expulsar flema.

El ciprés Agrega tres gotas cada uno de aceite de ciprés y enebro y una gota de jengibre.

El cedro Diluye 3 gotas de aceite de cedro en una cucharadita de aceite de portador, tal como aceituna, almendra o jojoba dulces, y el masaje en el pecho varias veces un día.

•   Agregue 10-15 gotas a una olla de hervir agua e inhale los vapores

El eucalipto Agrega unos pocas gotas de eucalipto a un aceite del portador y frota en el pecho.

• Ponga 10-15 gotas de aceite a hervir agua e inhale el vapor. El eucalipto es un descongestionante y el expectorante buenos. Usted puede agregar también tres gotas de aceite de hyssop.

Jazmín Usa el aceite en un quemador o puso unos pocas gotas en un pañuelo e inhala los vapores.

La mirra Agrega unos pocas gotas de mirra a un aceite del portador y frota en el pecho. Esto ayudará reduce moco.

La menta Diluye 3 gotas de aceite de menta en una cucharadita de aceite de portador, tal como aceituna, almendra o jojoba dulces, y el masaje en el pecho varias veces un día.

• Agregue 10-15 gotas a una olla de hervir agua e inhale los vapores.

El pino Puso algún aceite esencial de pino en un quemador para apaciguar la garganta. Usted puede colocar también unos pocas gotas en un pañuelo e inhalar los vapores.

El tomillo Agrega 10-15 gotas de este aceite en una cacerola de hervir agua e inhala los vapores, en un infuser, o coloca unos pocas gotas en un pañuelo e inhala.

• Dar masajes usar aceite de tomillo puede ser también útil en aliviar su tos. Ponga 5 entra aceite de aceituna de copa 1/4 y da masajes el cuello y el cuerpo superior. El tomillo es un expectorante excelente y se ha usado por siglos para curar las condiciones respiratorias.

Reflexology

Frote el área acolchada debajo del dedo grande en varias direcciones en el primer signo de una tos. También, se refrena los dedos y la prensa en el área levantada con el pulgar. Esto ayudará alivia la congestión de pecho.

Los remedios: la Gente

Savila; la Combinación iguala las partes de jugo de áloe y miel. Esto es muy bueno para una tos abrasiva.

La angélica Usa un colorante de la raíz o la hoja, o hace un té. La angélica es un expectorante. No use si usted está embarazada.

El bálsamo de la abeja americanos indiginos usaron bálsamo de abeja para aliviar los resfriados y las toses. Escarpadas dos cucharaditas de fresco (uno, secado) las hojas de bálsamo de abeja en una copa de agua caliente, cubrieron, por cuatro minutos. Beborrotee una copa tres vez un día. El bálsamo de la abeja tiene los recintos antisépticos que pueden ayudar curan las infecciones respiratorias y limpian la congestión nasal.

La Combinación del jugo de la zanahoria con miel y un entibiar pequeño agua. Tome una cucharada varias veces un día.

La pimienta de pimentón Mezcla 1/4-1/2 cucharadita de pimienta en un vidrio de agua y uso como un gargariza, tragar después. Usted puede usar también 15-20 gotas de la salsa de Tabasco en un vidrio de agua o jugo. La pimienta ayuda sangre clara de congestión y atracciones a la garganta a luchar la infección.

El té de camomila apaciguará la garganta.

La Parilla del ajo uno o dos clavos de ajo y combinación con una cucharadita de miel. Tome como necesitado.

El jengibre Hace un jengibre de usar de té y bebe 6 oz varias veces un día, cuando necesitado.

El jugo de la uva mezcla una copa de jugo de uva con una cucharadita de miel.

La miel de la Combinación de la miel con jugo de un limón fresco y toma como necesitado. No sólo haga miel apacigua el cosquilleo, pero tiene las propiedades de antibacterial, también.

Dr. D. C. Jarvis, en su libro clásico, la Medicina Popular, describió otro remedio de miel que trabajó muy bien: se heieve un limón entero por 10 minutos; cuando refresca para manejar bastante el rollo de aquí para allá en una superficie dura, lo cortó en mitad y aprieta el jugo en una pinta de miel cruda. Agregue una cucharadita de glicerina y tome tantas veces como necesitado.

Horehound Las gotas de la tos se han usado por generaciones para calmar toses. Uno de horehound's Los recintos, marrubiin, estimula secreciones y ayudas bronquiales se separan la congestión.

Hyssop Escarpado dos cucharaditas de hyssop secado en una copa de hervir agua, cubrió por diez minutos; el esfuerzo y la bebida refrescan para un expectorante o caliente aliviar la congestión. Los aceites en el hyssop son buenos para problemas respiratorios templados. Hyssop contiene marrubiin, el mismo recinto que hace marrubio un expectorante excelente.

Encale la Combinación de jugo iguala las partes de jugo de cal y miel.

Mullein apacigua y se relaja los pulmones y tubos bronquiales, que alivia una tos. Use 25-30 gotas de colorante en un vidrio pequeño de hervir regan tres vez un día.

El caldo de la cebolla Hace un caldo heiviendo una cebolla por 10-15 minutos; el esfuerzo y bebe el caldo varias veces un día. El caldo reducirá la congestión.

El jugo de la cebolla: Hace un jarabe combinando 1 cucharadita de jugo crudo de cebolla con 1 cucharadita de miel; permita significar 3-4 horas, y aceptar dosis divididas.

El azúcar Chupa en un cubo de azúcar crudo.

El té hecho con menta o romero ayudará se separa la congestión.

El tomillo Hace un té que usa dos cucharones de fresco (un cucharón de secado) tomillo en una copa de hervir agua; escarpado, cubierto, por cuatro minutos; el esfuerzo y bebe caliente. El tomillo se relaja los pulmones y promueve expectoración de moco. Contiene un aceite volátil, thymol, que tiene las propiedades de antiséptico y antibacterial.

Las Toses secas

Una tos seca será abrasiva y sin flema y puede estar debido al fumar, el asma, el polvo, la cuestión extranjera, la contaminación, o venir después una garganta adolorida. Otra causa de su tos seca podría ser una construcción controlada del clima. La calefacción y los sistemas que refrescan secan el aire y sus membranas respiratorias, también. Los cambios rápidos de la temperatura y la humedad a entrar un edificio añade al problema. Toser crónico, estornudar y una nariz líquida pueden ser el resultado. Si usted trabaja en una construcción controlada del clima, evite las bebidas y el alimento fríos como ellos intervienen con su habilidad del cuerpo para mantener su temperatura óptima. Durante el climatiza la temporada alimentos y las bebidas fríos afectan su temperatura del cuerpo y su habilidad de ajustar a las condiciones del edificio; en lugar la bebida líquidos calientes y comer entibiar alimentos. Cuándo su es la construcción se calienta, los líquidos de la bebida en la temperatura de la habitación. Usted quiere apaciguar las membranas de moco y humedecer la garganta. Inhaling steam from a pan with one of the essential oils mentioned above added is particularly helpful with dry coughs.

Los remedios: la Gente

El jugo de Aloe Vera: la Combinación iguala las partes de jugo de vera de áloe y miel y toma un cucharón o dos como necesitado. Bueno para una tos de fumador.

El vinagre de la sidra de la manzana: Rocía vinagre de sidra de manzana en su almohadón antes de la hora de acostarse.

• Ponga 1 o 2 cucharaditas de vinagre en un vidrio de agua y mantenga al lado de su cama para usar cuando usted se siente que el cosquilleando la venida de la sensación en. Tome unos pocos tragan como necesitado. El vinagre se disuelve moco y reduce inflamación.

• Mezcle copa 1/2 de miel con 3-4 cucharones de vinagre. Tome un cucharón antes de acostar o durante un que tose queda, y a través del día, cuando necesitado. Bata bien antes de uso. .

Comfrey Tome un té de consuelda para toses persistentes secas. Consuelda no se debe tomar para el uso a largo plazo como puede causar el daño del hígado. .

La raíz de Codonopsis Usa un decocción, colorante o polvo para toses crónicas.

El ajo Pica un clavo de ajo y lugar en un tazón pequeño; la cubierta con miel y cubre el tazón con plástico envuelve; marine por la noche. Tome una cucharada a despertar, entonces a través del día, cuando necesitado.

La miel Agrega un cucharón de miel a un vidrio de hervir agua y bebe como necesitado. Esto apaciguará la garganta.

Horehound las pastillas ayudan suprime una tos seca.

La raíz del regaliz Toma 5 gramos de raíz en polvo con miel tres vez un día. Usted puede hacer también un decocción por la cucharadita de usar 1/2 a una copa de agua. Tome tres copas diariamente. El regaliz tiene apaciguar y propiedades antiinflamatorias, y es un expectorante. No use si usted tiene la presión alta de sangre.

El té Hace un té de corteza silvestre de cereza, el olmo resbaladizo o trébol rojo. Endulce con miel.

Las pastillas del zinc son útiles.

Homeopathy

La tarta de Antimonium deberá ser usada si la tos es floja y zumbar con pequeño o ninguna flema y respirar son dolorosos.

El Uso de Bryonia cuando un resfriado ha ido al pecho y girado en a un duro, seca tos.

El Uso de Drosera para una tos después que que usted tiene un sonido que grita o con vomitar.

Ferrum phos. Is beneficial for a hard, dry cough with a tickle.

El CAPITULO 6: GARGANTAS ADOLORIDAS

Las gargantas adoloridas son una inflamación aguda de la membrana mucosa de la faringe más baja. Las amígdalas y el paladar suave se pueden ser inflamados también. La indicación principal de una garganta adolorida es el dolor cuando tragar y a veces una sensación de ardor y una estrechez en la garganta. Las secreciones se pueden descargar de la membrana mucosa o la garganta puede ser puede secar muy.

Las causas

Gripa es la causa más predominante para gargantas adoloridas, pero para ellos pueden ser también la manifestación de otras enfermedades.

Respirando por la boca, alergias y/o polen en el aire son otras posibilidades.

Los remedios: la Gente

El jugo de Aloe Vera Gargariza con jugo de vera de áloe dos vez diariamente.

El vinagre (ACV) de la sidra de la manzana según Dr. Jarvis en su Medicina Popular clásica, el remedio para usar para deshacerse de una garganta adolorida deberá gargarizar con ACV. La acidez debe matar las bacterias en el contacto. Mezcle una cucharadita a 2 cucharones en un vidrio de agua. Usted lo puede mezclar tan fuerte como usted lo puede pararse. Gargarice un bocado cada hora, tragar después. Repita dos veces cada vez. Este tratamiento puede curar un streptococci garganta adolorida en 24 horas. El ácido en el ACV es muy útil en apaciguar y aminorar la garganta adolorida, y, si usted lo traga, el potasio extra es también benéfico. La nota: después que usar este remedio está seguro aclarar la boca con agua para prevenir el ácido de erosionar el esmalte en dientes.

Combine una cucharadita de vinagre de sidra de manzana, una cucharadita de pimienta de pimentón y tres cucharones de miel de trébol en un vidrio de entibiar agua. Gargarice tantas veces como necesario.

Betony es un astrigente útil que reduce inflamación. Haga un té y el uso como un gargariza.

La pimienta de pimentón Agrega la cucharadita 1/2 de pimienta de pimentón a 1 copa de hervir agua; bata bien y gargarice mientras mezcla es muy entibiar. Esto trae más circulación al área y ayudas dibujan lejos la infección. A esta fórmula usted puede agregar 4 partes Echinacea, 1 bombilla de ajo de parte, y 2 hojas de menta de partes a 1 pimentón de la parte.

U otro remedio deberá agregar la cucharadita 1/4 (cayenne pepper) de pimienta de pimentón a 1 copa de hervir agua; bata bien y beborrotee lentamente.

El té de camomila Hace un té que agrega 1 o 2 cucharaditas de flores secada de camomila a una pinta de hervir agua; escarpado y bebe una copa cada pocos horas.

El Uso de la clorofila ½ la cucharadita a ½ copa de agua y gargariza tres vez un día.

Echinacea/goldenseal Agrega 30 gotas de Echinacea/la combinación de goldenseal a una copa de entibiar agua; beba cada dos horas.

El jengibre Pela la piel de una raíz pequeña de jengibre. Corte la raíz en monedas delgadas y coloque los pedazos en una olla pequeña de agua. Heiévase los pedazos para hacer té. El té debe girar un amarillento (paja) o el color de bronceado. Agregue tres cucharones de su miel favorita para endulzar el té. Beborrotee el té caliente lentamente. El té da un hormigueo agudo a la garganta después de tragarlo. Después que usted lo beborrotea, limpia suavemente la garganta. Este té trabaja también para tratar de obtener su espalda de la voz después de un resfriado. Estes cumplidos del remedio de Cathy Ekaitis.

Goldenseal se Heieve una pinta de agua y agrega ½ la cucharadita de raíz en polvo de goldenseal. Beba caliente. Goldenseal es muy conocido para sus propiedades antibióticas.

El extracto de la semilla de la toronja: Este extracto es un poderoso todo alrededor de producto antibacterial y es un desinfectante y el antiséptico excelentes. Agregue cinco gotas a un vidrio de agua para un apaciguar gargariza.

La miel/la Combinación de vinagre de sidra de manzana ¼ copa de vinagre de sidra de manzana y ¼ copa de miel. Tome un cucharón cada cuatro horas o como necesitado para el alivio del dolor.

La miel/jugo de limón Toma varios cucharones de esta mezcla varias veces un día. Permita sentarse en la garganta un poco mientras. Este remedio ayudará también alivia esa garganta molesta "cosquilleo."

Hyssop Escarpado dos cucharaditas de hyssop secado en una copa de hervir agua, cubrió por diez minutos; el esfuerzo y la bebida refrescan para un expectorante o caliente aliviar toses, la congestión, y garganta adolorida. Los aceites en el hyssop son buenos para problemas respiratorios templados. Hyssop contiene marrubiin, el mismo recinto que hace marrubio un expectorante excelente.

El limón Agrega el jugo de un limón y una cucharadita de sal a una copa de entibiar agua. Gargarice tres vez un día por un minuto.

El regaliz: o chupa dulces de regaliz o té de regaliz de bebida hechos por una cucharadita de raíz de regaliz en una copa de agua caliente por tres minutos. Beber el té ayudará moco claro.

La corteza de la raíz del malvavisco Hace un té poniendo uno o dos cucharaditas en una copa de agua caliente. Beba varias copas un día o como necesitado. Este té revestirá la garganta y aliviará dolencia y toses.

La mostaza: Muele un cucharón de la semilla de la mostaza y combina con el jugo de la mitad un limón, un cucharón de sal, un cucharón de miel clara, y de 1 copas 1/4 de hervir agua. Salga esta mezcla, cubrió, por 15 minutos y el uso como un gargariza.

La mirra: se puede hacer en un té. Para hacer el té agrega 2 sprigs de perejil toscamente cortado, 3 clavos enteros de especia, 1 cucharadita de mirra en polvo, y de la cucharadita 1/4 goldenseal en polvo a 1 pinta de hervir agua. Escarpado. Bata ocasionalmente mientras refrescando, entonces esfuerce y use como un gargariza o el enjuague.

La granada: se Heieve algunas cortezas de granada y bebida como un té. La granada contiene astrigentes.

Slippery elm bark: Hace un té poniendo uno o dos cucharaditas en una copa de agua caliente. Beba varias copas un día o como necesitado. Este té revestirá la garganta y aliviará dolencia y toses. Las pastillas resbaladizas del olmo se pueden usar también y son mucho más conveniente si usted estará lejos de hogar.

El tomillo: Hace un té levemente aplastar cinco hojas frescas o secada; el lugar en una copa y llena con agua refrescada a apenas debajo de hervir; la cubierta y la hoja para infundir para cinco minutos; quite las hojas y la bebida. Puede ser usado también como un gargariza. El tomillo tiene las propiedades antisépticas.

El agua/sal: Mezcla una cucharadita de sal en ocho onzas de bastante entibiar agua. Gargarice la mezcla entera varias veces un día. Esto aumentará el suministro de sangre al área lavando lejos moco y capilares que dilatan, con lo cual habilita mejor circulación de anticuerpos luchadores de infección.

• 	Coma las hojas de betel con regalíz (mulathi) dos veces o tres veces un día. Sirve como un remedio buscador excelente para la garganta adolorida.

• 	Fenugreek tea: El té de fenegreco de marca y gargariza consigo. En 6 copas de agua, agregue 2 hojas de fenegreco de tbsp. Gargarice consigo vez de 3-4 en un día.

• 	Tome 1-2 clavos de ajo y 2-3 clavos y haga una pasta. Mezcle con 1 copa de miel. Beba 1 cucharita acerca de vez de 3 en un día.

• 	En 1 copa de entibiar leche, agrega un pellizco de polvo de cúrcuma. Beba la leche antes de acostar.

Tome 1 cebolla entera y se heieve con alguna agua. Después, lo tritura y agrega alguna mantequilla, sala y sazona con pimienta a. Ahora coma esta mezcla

Vea a Su Doctor Cuando..

Si usted tiene cualquiera de las condiciones siguientes junto con su tos, vea a su doctor sin tardar porque usted puede tener una infección, o la tos puede indicar la presencia de una condición más grava de la salud.

• Su tos no se mejora después de unos pocos días. Toser puede dirigir a se fracturó costillas o un ataque de corazón.

• Usted tose arriba sangre o moco sangriento.

• Su moco es amarillo, marrón o verde y no mejora en unos pocos días. Esto indicará que usted tiene una infección.

• Si usted tose para más de tres días para ninguna razón aparente.

O, si usted tiene:

• Brevedad de aliento cuando usted tose:.

• Los dolores agudos en el pecho cuando usted tose:.

• Una fiebre junto con una tos persistente. Esto podría ser indicativo de una enfermedad respiratoria grava. Si usted tiene una fiebre y la dificultad altas que respiran usted puede tener la pulmonía.

• El dolor del pecho

• Los frios persistentes

• La noche excesiva suda

• La laringitis y una tos persistente que dura para más de tres semanas.

• Un sarpullido de la piel, el dolor de oídos, el dolor en los dientes o seno, o en un dolor de cabeza.

El CAPITULO 7: la OPORTUNIDAD del NEGOCIO

La diferencia entre una depresión y una recesión es esto: es una recesión cuando su vecino es fuera de trabajo. Es una depresión cuando usted es fuera de trabajo.

Para gente que permanece en casa usted puede hacer Jugo de KickaBoo y se lo vende a amigos locales de gente y enemigos semejantes. El trabajo de muchas personas y no tiene el tiempo de hacer su propio. Usted ahora tiene y posee que la receta tan se siente liberta para venderlo o una copia de este libro.

Para la moda tuvo incoveniente en hombres y mujeres que saben para cómo diseñar o coser. Usted puede introducir varias modas tal como velos de bufanda, y bandana que permitirá a una persona para cubrir la nariz y la boca en el público sin atraer también mucha atención. Si usted está como soy el uso una máscara quirúrgica y los vende a otros.

Creo que esta cantidad pequeña de información junto con algunos más investiga permitirá que algún incoveniente tenido cívico en gente dé las conferencias en el cuidado impeditivo de la salud. Usted podría vender el Jugo de KickaBoo y la receta para una ganancia.

Los estudiantes, particularmente ésos de usted que están en el colegio, lo hacen y lo vende. Creo si usted puso los ingredientes juntos antes ir a la clase, la mayor parte de las gotas de tos se disolverán cuando usted vuelve en la tarde.

Cualquiera puede hacer el Jugo de KickaBoo en casa o el trabajo, se hace verdaderamente.

CONDUCTORES, los PESCADORES, GENTE SIN HOGAR

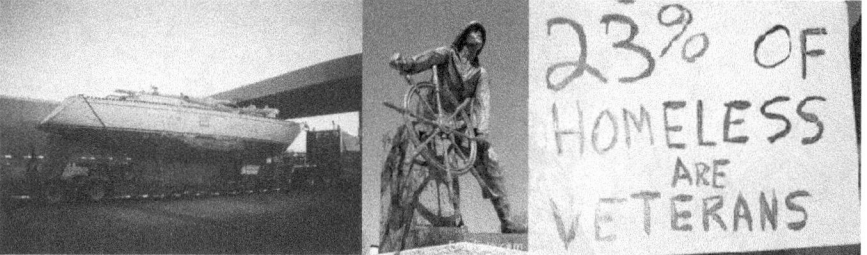

Obviamente cualquiera con una cocina puede hacer Jugo de KickaBoo, pero la gloria de lo es usted no necesita una cocina; usted lo puede hacer en la cabina del camión al esperar en una parada de camión o aún la dársena que carga. Los pescadores comerciales, apenas lo hacen entre conjuntos. La gente sin hogar lo puede hacer dondequiera y le vende la receta a la gente. Pienso $5.00 para la receta son un precio justo. Si usted vuelve a emplear la botella que la miel o el agua entraron usted puede vender algunos cubrir el costo de su propio.

ADVERTIR: tratar y embotellarlo en venta O que el mercado no trabajará pero de nada tratar. Las leyes y las regulaciones ponen para por nuestro ha los oficiales elegidos favorecen las corporaciones grandes no ciudadanos. Un extranjero a semejanza de corporación él chino inundaría el mercado y lo demanda para hurtar su fórmula. Nuestro sistema legal permitirá que ellos hacer así. Si usted obtuvo pasado ellos la Dirección de Alimentos y Drogas de os E.E.U.U. ayudará a cerrarlo hacia abajo. El descanso lo aseguró será años antes usted podría vender cualquiera. Así que no obtiene glotón y la acción con otros, a fin de cuentas nosotros somos todo en el mismo barco.

OTROS LIBROS POR JOHN MICHAEL WANSOR

Amazon books/ Createspace

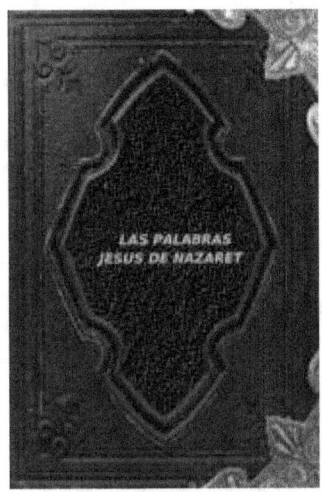 $7.00

Este libro está en el español, las palabras de Jesús con ilustraciones. Se carga la materia puso en la impresión

Title ID3346947
Title LAS PALABRAS JESUS DE NAZARET
Volume Number1
Description LAS PALABRAS JESUS DE NAZARET
ISBN1438255098
EAN-139781438255095

www.ingramcontent.com/pod-product-compliance
Lightning Source LLC
Chambersburg PA
CBHW052020280526
45793CB00005B/1056